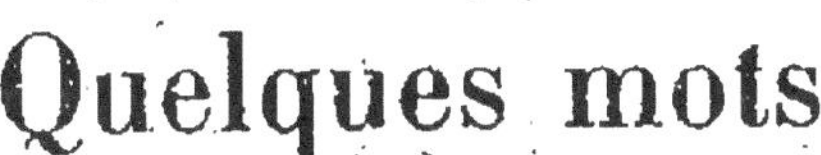

Quelques mots

SUR

L'ART DENTAIRE

par

Ad. STENER,

MÉCANICIEN-DENTISTE,

23, *Rue des Arênes,*

DOLE,

Ancien aide de M. Duchesne, médecin-dentiste
à Paris, élève de son père, professeur de
prothèse dentaire, dentiste du
lycée impérial de
Grenoble.

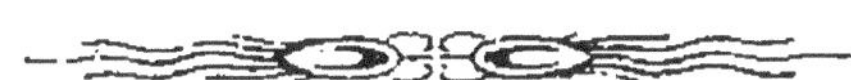

LONS-LE-SAUNIER

Imprimerie et Lithographie de GAUTHIER FRÈRES.

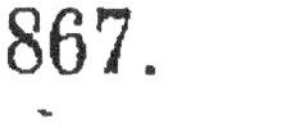

1867.

Quelques mots

SUR

L'ART DENTAIRE

par

Ad. STENER,

MÉCANICIEN-DENTISTE,

23, *Rue des Arênes*,

DOLE,

Ancien aide de M. Duchesne, médecin-dentiste à Paris, élève de son père, professeur de prothèse dentaire, dentiste du lycée impérial de Grenoble.

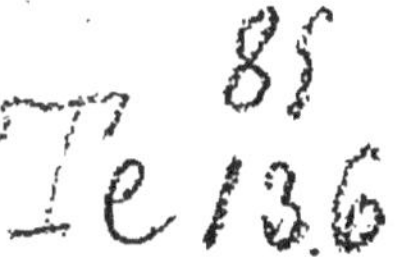

LONS-LE-SAUNIER

Imprimerie et Lithographie de GAUTHIER FRÈRES.

1867.

Des dents de première dentition.

De toutes les parties composant le corps de l'homme, la bouche est, sans contredit, celle qui réclame le plus de soins et qui est la plus utile, tant pour la mastication que pour la prononciation.

En naissant, l'homme porte avec lui les germes de ses cinquante-deux dents, dont vingt sont dites de *remplacement,* et les trente-deux autres *permanentes.*

Les vingt dents de première dentition, sont ainsi disposées, dix à la mâchoire inférieure et dix à la mâchoire supérieure.

Voici un tableau qui fera connaître la marche de la sortie des dents de première dentition (1).

Les deux grandes incisives	du 6e au 9e mois.
Les deux petites incisives latérales	du 9e au 16e mois.
Les deux canines	du 13e au 23e mois.
Les deux premières molaires	du 20e au 31e mois.
Les deux dernières molaires	du 27e au 40e mois.

Les deux mâchoires marchent ordinairement ensemble, nous disons ordinairement, car cela n'est pas toujours exact, il nous est arrivé de voir toutes les dents du bas poussées, et trois ou quatre seulement dans le haut, et bien d'autres cas.

(1) D'après M. Maury, médecin dentiste de l'école polytechnique.

L'on dit vulgairement à l'éruption des dents de première dentition que l'enfant *perce sès dents* ; dans ces moments, il arrive souvent que l'enfant pousse des cris perçants, mordille avec force tout ce qu'il trouve, et les parents eux-mêmes, croyant bien faire, lui donne différents hochets, en os, en ivoire, en verre, etc.; nous nous élevons avec force contre cet usage, qui loin de servir à faire pousser les dants forme sur les gencives de fortes *calles* ou *empoules,* qui gênent leur sortie par la résistance qu'elles offrent, fait énormément sallivet et dessèche la poitrine. C'est à cet usage qu'il faut un peu attribuer les convulsions que prennent les enfants lorsqu'ils ont ce qu'on appelle la *rage des dents,* convulsions quelquefois si fortes qu'elles entraînent la mort de l'enfant. Dans ce cas, il faudrait s'empresser de faire faire sur les gencives de l'enfant une incision assez profonde pour mettre presque à découvert les dents, et alors les convulsions cesseraient presque immédiatement.

Lorsque l'enfant veut avoir ses dents, il faut lui donner pour *machiller* un bout de racine de guimauve bouillie, sur laquelle on met un peu d'un opiat préparé par nous ; cet opiat enlève la démangeaison trop vive que l'enfant éprouve, ramollit les gencives et par conséquent aide énormément à la sortie des dents.

Les dents de première dentition réclament les mêmes soins que les dents de deuxième ; il n'est pas rare de voir des enfants dès l'âge de 4 ou 5 ans, avoir plusieurs dents cariées. Il faut absolument boucher ces cavités par un des moyens connus du dentiste, sans cela la carie augmentant, attaquerait le nerf dentaire et donnerait de grandes souffrances. L'on serait forcé alors de faire l'extraction des dents, ce qui gênerait beaucoup pour la régularité des dents de deuxième dentition, car les germes de cette seconde dentition, ne rencontrant plus d'obstacle, pousseraient beaucoup plus vite qu'ils ne le devraient, et les dents se chevaucheraient les unes sur les autres ; une autre raison serait que si plus tard quelques opérations nécessaires venaient à devoir être faites, l'enfant se souvenant de la première douleur, ne voudrait plus, et il pourrait en résulter de très-graves accidents.

Avant de passer à la deuxième dentition, un petit conseil à donner aux mères de famille. Il arrive (malheureusement) que les mères sont forcées quelquefois de donner leurs enfants à soigner à des nourrices: faire un choix est souvent très-difficile, voici un conseil qui est toujours vrai, choisissez de préférence une personne ayant des dents saines et propres, les gencives fermes et rosées, car *qui a de mauvaises dents digère mal, qui digère mal est malade ; or, une nourrice ne doit pas être malade.*

Des dents de deuxième dentition, et des soins à leur donner.

Il faut dès l'âge de cinq ou six ans, faire attention aux dents des enfants, il *peut* arriver que la deuxième dentition puisse déjà pousser, et alors il faudrait faire l'opération des dents qui gênent.

Règle générale. Si les dents de deuxième dentition en poussant, rencontrent un obstacle, elles se jettent de côté, et si rien ne les arrête jusqu'au moment où elles doivent paraître, elles se dévient encore, il faut donc absolument qu'un dentiste capable voit la bouche de l'enfant au moins tous les six mois.

Voici un tableau indiquant la marche de la sortie des dents de deuxième dentition :

Les deux incisives centrales du bas	de 6 à 8 ans.
Les quatre premières grosses molaires	de 6 à 8 ans.
Les deux incisives centrales supérieures	de 7 à 9 ans.

Les quatre incisives latérales	de 8 à 10 ans.
Les quatre premières petites molaires	de 9 à 11 ans.
Les quatre canines	de 10 à 12 ans.
Les quatre deuxièmes petites molaires	de 11 à 13 ans.
Les quatre deuxièmes grosses molaires	de 12 à 14 ans.

Plus de 18 à 32 quelquefois plus tard les quatre dents de sagesse ; la deuxième dentition se compose donc de 32 dents.

Nous supposons les vingt-huit premières dents poussées, il arrive malheureusement trop souvent, que des dents se trouvent être placées très-irrégulièrement ; à l'aide de petits appareils très-légers, nous arrivons à redresser parfaitement ces dents et nous les redressons *sans aucune espèce de douleur*.

Ces dents une fois poussées, il faut en avoir un très-grand soin, car ce sont les dernières que nous aurons et sans elles nous ne pouvons guère manger et encore moins parler.

Depuis quelque temps, sous le rapport des soins hygiéniques à donner à la bouche, nous avons bien progressé ; autrefois, c'était à peine si l'on se rinçait quelquefois la bouche, si on se la faisait nettoyer; aussi qu'arrivait-il, c'est que l'on perdait ses dents de très-bonne heure, maintenant l'on y tient énormément plus et l'on a raison.

De tous les soins qu'il faut leur donner, quels sont les meilleurs ? les voici : matin et soir en se levant et en se couchant, se rincer la bouche avec de l'eau dans laquelle vous mettez quelques gouttes d'une excellente eau dentifrice; le matin en plus un bon coup de brosse à dent, en ayant soin d'ajouter une bonne poudre dentifrice.

Une brosse douce ne fait aucun effet sur les gencives, car les crins se couchent sur les dents et sur les gencives, sans entrer dans les intervalles ; une brosse dure au contraire, entre dans tous les interstices des dents, enlève ce qui a pu s'y déposer pendant la nuit, et en plus les crins entrant dans les pores des gencives, les font saigner et enlève l'engorgement qui a pu s'y produire, une bouche saine, malgré qu'on emploie une brosse très-dure, ne saignera jamais. Nous possédons mon père et moi une eau dentifrice composée des éléments les plus salutaires, douce à la bouche, donnant une haleine des plus suave, tout-à-fait *anti-scorbutique*, nettoyant parfaitement les gencives et ne contenant surtout aucune espèce d'acide, une cuillerée à café dans un verre d'eau suffit pour enlever toute espèce de mauvaise odeur.

Malgré tous ces soins, il arrive que les dents se chargent de tartre qui ronge les gencives et déchausse les dents ; il faut enlever soigneusement ce tartre, et cela ne peut se faire qu'à l'aide du dentiste, puis employer quelque astringent pour reconsolider les dents qui sont chancelantes, notre eau dentifrice est souveraine contre cette affection, et nous avons souvent vu des cas de guérison produit par elle employée à forte dose.

Pour les caries des dents, il faut au moindre trou que l'on aperçoit ou que l'on sent, venir trouver le dentiste. Il est beaucoup plus facile de boucher une petite carie qu'une grande; nous avons à notre service tant de moyens d'arrêter les caries, que nous pouvons dire maintenant et en toute assurance qu'un mal de dents n'est plus permis, si l'on s'y prend à temps, et que la perte des dents ne doit avoir lieu que par des maladies ou des accidents en dehors de ce qui regarde la dentition, tels que fièvre, mauvais tempérament, scorbut non soigné, chute, etc., etc. Les plombages, les aurificages, les métallisations, les émaillages, sont autant de manières d'obturer les dents; puis dans une autre série, nous trouvons, et cela pour les petites caries qu'il faut ou séparer les dents, ou les limer ou les cautériser; toutes ces opérations sont sans aucune espèce de douleur, pour séparer les dents seulement, il y a un peu d'agacement. Dans notre cabinet, nous ne faisons *un peu* souffrir que pour opérer une dent. Je dis un peu, car au moyen d'une composition à base d'éther, nous produisons *l'anesthésie locale*, qui nous permet d'opérer 90 fois sur 100 les dents sans aucune douleur. (Voir à la fin de l'ouvrage les attestations.)

Nous nous sommes livré depuis quelque temps à des essais sur un gaz remis en lumière par M. Préterre, médecin-dentiste à Paris, le *protoxyde d'azote*, tiré du nitrate d'ammoniaque ; et les résultats que nous en avons obtenus jusqu'à présent nous donne l'espérance d'arriver encore à de meilleurs. Sur une dizaine de dents opérées, la plupart l'ont été sans douleur ; dans un autre ouvrage nous ferons connaître les résultats de nos essais.

De la Prothèse dentaire.

La prothèse dentaire a fait depuis quelque temps un pas immense. Se faire poser des dents, était il y a dix ans un très-grand luxe, c'était une vérité dans ce temps, mais maintenant cela a perdu ce caractère pour devenir un objet de première utilité.

De nouveaux perfectionnements apportés à cet art, ont permis de baisser énormément les prix, et de fabuleux qu'ils étaient devenir très-modiques.

La première opération que nous trouvons, c'est le *redressement* des dents chez les enfants. A 7 ou 8 ans, l'enfant ayant ses dents de deuxième dentition peut les avoir chevauchées ; à l'aide de petits appareils très-légers, nous redressons toutes ces dents sans aucune douleur, jusqu'à les mettre aussi régulières que les dents les mieux rangées.

Puis la *dent à pivot.* Pratiquant le système américain pour tous nos travaux, nous sommes opposés à ce genre qui amène souvent de fortes fluxions et de très-grandes douleurs, nous préférons de beaucoup la *dent à coulisses,* qui au moyen d'anneaux enveloppant parfaitement les dents adjacentes, empêche la dent de bouger et ne donne aucune douleur.

Grandes pièces. Deux ou trois dents peuvent parfaitement se remplacer avec le système des dents à coulisses, mais lorsque ce nombre se trouve augmenté, et que l'on arrive à avoir cinq ou six dents et même davantage en moins, c'est alors que l'art dentaire est surtout utile; car les dents qui partent les premières sont les grosses molaires, les petites molaires et les incisives. Il résulte de leur perte que la mastication ne peut pas se faire, parce qu'il manque les dents que nous pouvons nommer *dents machelières*, et que les dents de devant manquant, la prononciation n'est plus nette ; l'on parle en sesaiyant, la salive s'échappe par ces ouvertures.

Le dentiste doit d'abord et avant tout, en faisant ces pièces s'occuper de la mastication, car sans de bonnes molaires, il est impossible de pouvoir bien manger, par conséquent d'avoir un bon estomac ; puis s'occuper de la parole, et ensuite de la beauté. Nous plaçons donc la beauté en troisième ligne, nous occupant surtout de la mastication et de la prononciation.

Toutes pièces livrées dans notre cabinet comportent ces trois points ; au bout de quatre ou cinq jours, notre client est habitué à son appareil et mange, parle aussi bien que lorsqu'il avait toutes ses dents.

Nous avons abandonné depuis quelque temps le système des dents *osanore* ou *hippopotame*, pour une excellente raison, c'est que ces pièces au bout de dix-huit mois au plus, étaient complètement déterriorées et que nous avons maintenant deux systèmes préférables à celui-là, outre les pièces en or et en platine.

Pièces en or et en platine. Ces pièces

sont lourdes, fatiguent les dents voisines, quelquefois sont fragiles, nous ne les employons que dans certains cas.

Pièces en caoutchouc. Ces pièces douces aux gencives et non poreuses, sont supérieures aux pièces en or et en platine, malheureusement elles sont quelquefois cassantes, aussi préférons-nous de beaucoup les

Pièces en végétaline. Nous donnons le nom de *végétaline* à une qualité spéciale de caoutchouc, préparé par nous et dans notre atelier; ces pièces sont réellement *incassables*; aussi les livrons-nous avec une garantie de quatre ans, au bout de ce temps, il n'y aucune raison qui empêche qu'elles durent davantage; ces pièces sont de moitié plus légères que tout autre et se posent sans crochets, ni ligatures, et surtout sans pivots. Les dents que nous y adaptons ne peuvent être cassées et ne changent jamais de couleur.

Rateliers (1). Ceux que nous livrons, peuvent être mis en comparaison avec ce que notre art a produit de mieux, c'est une partie sur laquelle nous avons spécialement travaillé, et nous sommes parvenu à faire des

(1) Les rateliers se font soit en or, en platine, en osanore, en caoutchouc ou en végétaline.

Appareils masticateurs à base de végétaline, qui remplacent parfaitement la perte totale des dents, donnent de bons estomacs par suite d'une bonne mastication et rétablissent l'harmonie des traits.

Restaurations buccales.

Notre art ne comporte pas seulement le remplacement des dents, il s'occupe aussi de tous les accidents qui peuvent arriver dans la bouche ; nous placerons en première ligne les

Obturateurs. Les obturateurs servent à boucher les perforations qui ont pu se faire dans la voûte palatine, soit par accident, soit par maladie. Nous avons plusieurs sortes d'appareils à notre service, que nous employons suivant les cas. *Immédiatement* après la pose de notre appareil, la voix reprend son timbre naturel, et la nutrition n'est plus arrêtée.

La perte d'une partie de l'alvéole entraîne forcément une dépression des plus laides de la bouche, nous parvenons à réparer cet accident.

L'on peut tous les jours de 2 heures à 4 heures, venir dans notre cabinet, examiner les différents travaux dont nous venons de parler, nous nous ferons toujours un vrai plaisir de donner toutes les explications désirables.

Nous finirons en disant : l'Odontotechnie est un art aujourd'hui, art parfaitement étudié et défini par de savants travaux, et nous n'appellerons pas dentiste tout empirique arrachant les dents, les nettoyant ou les plombant.

Dole, le 19 mars 1867.

AD. STENER,

Mécanicien-dentiste.

ÉVÊCHÉ

de

Saint-Claude.

St-Claude, le 10 juin 1866.

L'Évêque de Saint-Claude recommande à Messieurs les Supérieurs des séminaires du diocèse, M. STENER, comme un dentiste capable et digne de confiance.

LOUIS-ANNE,

Évêque de St-Claude.

Je déclare que M. Stener ne m'a fait aucun mal en m'arrachant une dent.

Ch. Guignard.

M. Stener m'a opéré une dent sans aucune douleur par l'application d'une eau sur ma dent et mes gencives.

L. Gauthier.

M. Stener m'a opéré trois dents sans aucune douleur.

femme Maige.

M. Stener m'a opéré cinq dents ou racines sans douleur.

Dalloz.

M. Stener m'a guéri une dent sur laquelle je ne pouvais ni boire ni manger.

L. Fraynier.

M. Stener a guéri deux dents à ma fille, le chaud et le froid lui faisaient mal.

Reverdy.

Nous pourrions continuer longtemps une pareille nomenclature.

Le cabinet

est ouvert de neuf heures

à cinq heures.

www.ingramcontent.com/pod-product-compliance
Lightning Source LLC
LaVergne TN
LVHW010018230826
846092LV00002B/883

* 9 7 8 2 0 1 9 6 4 6 8 5 1 *